Dieta Alcalina

La guía para principiantes de la dieta alcalina, una guía
completa para perder peso y recuperar la salud

*(Guía para comer limpio para la mejor limpieza de
desintoxicación)*

Christopher Menendez

TABLA DE CONTENIDOS

Capítulo 1: Opciones Disponibles Para El Tratamiento Del Reflujo Ácido

Según la gravedad de la enfermedad y la condición física del individuo, el tratamiento para el reflujo ácido puede variar de persona a persona. Desafortunadamente, no existe un tratamiento universal para el reflujo ácido. Los tratamientos para la enfermedad del reflujo gastroesofágico pueden ser clasificados en 10 secciones principales:

2 . Cambiar tu estilo de vida como cura para el reflujo ácido
Para muchos casos de reflujo ácido, adoptar cambios en el estilo de vida como cura natural puede ser suficiente para controlar el dolor e incomodidad del reflujo ácido. El primer paso para tratar la enfermedad del reflujo gastroesofágico es limitar los alimentos que causan el reflujo ácido. Otros

cambios en el estilo de vida incluyen evitar comer en exceso, alcohol, café y fumar.

Una persona con reflujo ácido puede perder peso como parte de su plan de tratamiento. Dado que los síntomas del reflujo ácido pueden empeorar al acostarse por la noche, elevar el torso aproximadamente ocho pulgadas mientras duerme puede ayudarlo a descansar mejor por la noche. También puede optar por utilizar una almohada de reflujo ácido.

2. Medicamentos para el reflujo ácido de mostrador

Si los cambios de vida no son suficientes, puede que tengas que recurrir a medicamentos para el reflujo ácido de mostrador. Los medicamentos de contador que están destinados a tratar síntomas del reflujo ácido son la elección común para millones de personas diariamente. Productos como Tums, Pepto Bismol y Rolaids con convenientes, económicos y no requieren prescripción médica.

Son efectivos para la acidez estomacal y otros síntomas de reflujo ácido o indigestión. Además de los antiácidos y los bloqueadores H2, otros medicamentos ampliamente disponibles incluyen los antiácidos y los bloqueadores H2. Los antiácidos funcionan al disminuir la cantidad de ácido en el estómago, mientras que los bloqueadores H2 evitan que el estómago secrete ácido.

Cuando la acidez del estómago es disminuida, la ocurrencia de reflujo ácido también se reduce. Pero, existen efectos secundarios dañinos que hay que considerar. Algunos de estos son estreñimiento o diarrea, calambres estomacales o un incremento de la sed.

6 . Medicamentos prescritos para el reflujo ácido

En otros casos crónicos, un medicamento prescrito para el reflujo ácido puede ser necesario. Si un medicamente es requerido para el tratamiento de reflujo ácido, es probable que dicho medicamente deba ser tomado regularmente y de forma indefinida.
Estos medicamentos incluyen versiones prescritas de bloqueadores de H2 e inhibidores de la bomba de protones.

8 . Curas naturales para el reflujo ácido

Como se indicó anteriormente, el mejor tratamiento natural para el reflujo ácido sigue siendo la modificación del estilo de vida.

Los remedios a base de hierbas para el reflujo ácido, como el té de hierbas, la canela, la piña, el pomelo y el té de raíz de achicoria, se pueden usar en tratamientos naturales alternativos. Algunas personas utilizan remedios homeopáticos como el vinagre de sidra de manzana. Comer pan, arroz y papas. Estos alimentos siempre están en las listas de "no comer" debido a su alto contenido de carbohidratos, pero estos alimentos hacen maravillas para absorber los fluidos ácidos en tu estómagos.

Este método no requiere que consumas carbohidratos en exceso, sino que al consumir una pieza de pan, media taza de arroz o media papa durante una comida, puedes dramáticamente disminuir la cantidad de reflujo ácido que experimentas después de comer. Siempre debes proceder con cautela cuando uses otra medicina para el reflujo ácido.

Capítulo 2: Ácidos Alcalinos Los Fundamentos

La acidosis no es un concepto nuevo o una ocurrencia; ha existido durante décadas, coincidiendo con los avances tecnológicos en la producción de alimentos y los cambios en el estilo de vida que han aumentado el consumo de comida rápida, comidas instantáneas y carne procesada. Sin embargo, solo en los últimos años hemos comenzado a escuchar el término acidosis y a comprender lo que REALMENTE le hace al cuerpo humano.

Todo en la naturaleza es una cuestión de equilibrio y siempre lo ha sido. Existe el día y la noche, el sol y la luna, el agua y la tierra, los árboles y los animales. Nuestros cuerpos están diseñados para lograr el mismo tipo de armonía, de equilibrio.

El equilibrio del cuerpo se mide en el nivel de pH. Se compone de dos extremos: ácido y básico (alcalino). Decimos que el cuerpo es ácido si el pH, obtenido con la ayuda de una sencilla prueba, está por debajo de 7. Si está por encima de 7, entonces decimos que el cuerpo es alcalino.

El objetivo es que el cuerpo no sea ni demasiado ácido ni demasiado alcalino. El objetivo es alcanzar el equilibrio, es decir, que se encuentre alrededor de 7 (entre 7,2 y 7,8). Pero todos sabemos que es más fácil decirlo que hacerlo. Los mayores retos son la dieta y el estrés. Estos dos factores, a largo plazo, conducen a la acidosis.

Capítulo 3: Combinación De Ejercicios Para Una Máxima Eficacia

Una dieta saludable es algo maravilloso, pero si su objetivo es perder peso, cualquier dieta saludable y nutritiva es mejor cuando se combina con ejercicio y herramientas para contar calorías. Cuando pierdes peso, experimentas un déficit de calorías. Esto se desarrollará en el siguiente capítulo.

En resumen, quieres quemar más calorías de las que consumes y, por eso, necesitas crear un buen hábito que incluya una nutrición adecuada y actividades que te ayuden a quemar grasa mientras nutres tu cuerpo y tus músculos simultáneamente.

Perder calorías puede ser difícil, especialmente si llevas un estilo de vida estancado.

Cuando está atascado trabajando detrás de una computadora todo el día, puede ser difícil mover su cuerpo y hacer los ejercicios que necesita hacer para mantener la circulación sanguínea adecuada todos los días. Esto hace que sea más difícil quemar calorías y mantener un peso saludable.

Un estilo de vida pequeño es extremadamente perjudicial para nuestro cuerpo. No podemos simplemente ponernos a dieta y esperar resultados de pérdida de peso rápidos y saludables, independientemente de la actividad física que se requiera, y no puedo estar equivocado acerca de perder peso. Está bien si la pérdida de peso no es su objetivo.

Sin embargo, sigue siendo importante mantener una rutina de ejercicio regular para evitar lesiones. Estar inactivo dificulta la eliminación de toxinas del cuerpo, especialmente aquellas almacenadas en la grasa de nuestro cuerpo.

Esto puede hacer que sea casi imposible que bajes de peso. Las toxinas tienden a unirse a nuestras células grasas y esta combinación dificulta la eliminación del exceso de grasa dentro de nuestro cuerpo.

Por eso es muy importante hacer ejercicio. No solo comenzamos a sudar toxinas y otras cosas malas en el cuerpo, también podemos comenzar a desarrollar músculo. Cuando desarrollamos músculo, te ayuda a quemar grasa a lo largo del día.

De hecho, el entrenamiento de fuerza es un excelente método para desarrollar los músculos necesarios para mantener un metabolismo saludable y próspero. Cuando ganamos músculo, proporcionan al cuerpo una capacidad constante para utilizar el combustible que proporcionamos.

Cuando quemamos más combustible del que consumimos, comenzamos a perder grasa y realmente hacemos una diferencia en nuestro proceso de pérdida de peso.

También puede ser muy beneficioso incluir ejercicio cardiovascular. Es difícil para tu cuerpo perder peso si no haces actividades que te hagan sudar y mantengas tu ritmo cardíaco alto. El cardio es una forma de quemar más calorías y mejorar el déficit de calorías consumidas frente a las calorías quemadas.

Esto implica que perderás peso. Esto es especialmente cierto si elige alimentos saludables a lo largo del día en lugar de consumir comida chatarra y si aumenta de peso o retiene grasa persistente en lugar de activar los modos de ejercicio y alimentación inteligente.

Puedes adelgazar sin hacer ejercicio, pero el resultado será mejor. Ponerte a dieta no puede estar mal, mover tu cuerpo y hacer que la sangre bombee será una forma innegable de que bajes de peso y te pongas en el camino correcto para lograr el músculo que siempre deseas. Porque es tu mejor versión de ti mismo, lo que te mereces y el ejercicio te ayudará a lograrlo.

Capítulo 4: Hormonas Del Hambre Y La Tasa Metabolic

La leptina y la grelina son hormonas del hambre que influyen en nuestro metabolismo. Si sus niveles hormonales están fuera de control, su metabolismo también lo estará. A medida que aumentan los niveles de leptina, también lo hace la tasa metabólica.

Non si può non parlare di metabolismo se si affronta il discorso di questi due ormoni!
Più grasso hai nel tuo corpo, più la leptina viene secreta, poiché le cellule adipose sono responsabili della secrezione di leptina.

Tu cuerpo reconoce que hay suficiente grasa para sobrevivir y la leptina informa a tu cerebro.
Desafortunadamente, con el tiempo, las personas obesas pueden desarrollar

resistencia a la leptina, lo que puede ser problemático. En un sistema que funciona bien, la leptina le indica a la glándula tiroides que hay suficiente grasa en el cuerpo, lo que le permite quemarla en lugar de almacenarla.

Una dieta eccessivamente restrittiva causa invece proprio l'opposto.
Una volta che questo ciclo inizia, vengono bruciate meno calorie e **viene aumentato il deposito di grasso.**
Dal momento che non ti senti appagato, l'appetito aumenterà ed è qui che si verifica l'eccesso di cibo. A questo punto potrebbe iniziare a diventare sempre più difficile perdere i chili in eccesso.
Questo è il motivo per cui senti dire che il **metabolismo** è lento o che la tiroide è causa dell'aumento di peso.
E' ora di stimolare il metabolismo
Se sei in sovrappeso, è sicuramente il momento di iniziare con un "autocontrollo positivo". La **condizione mentale ben settata** è una

premessa necessaria prima di fare questo passo.

Aumentare i livelli di attività fisica aiuterà a stabilizzare gli ormoni e ad aiutarti a bruciare le calorie in eccesso. Potrebbe esserti richiesti alcuni enormi cambiamenti nello stile di vita per portarti a questo nuovo livello, ma abbastanza presto, questi cambiamenti si manifesteranno nella tua vita in tutta la loro positività.

Mangiare cibi più sani **su base consistente** è la cosa migliore che puoi fare per aumentare il tuo metabolismo. Non saltare la colazione!!

Debido a los efectos de la grelina, los estudios han demostrado que saltarse el desayuno hace que los alimentos grasos y ricos en calorías sean más atractivos. También existe un efecto psicológico en el que nos sentimos justificados para comer más y mal cuando llevamos varias horas sin comer.

Capítulo 5: Entonces, ¿Cómo Se Clasifican Y Categorizan Los Alimentos Ácidos?

El consumo de alimentos extrae nutrientes y calorías e inicia el proceso metabólico que convierte los alimentos en cenizas. Esta ceniza mide el pH de tu dieta, indicando si la comida es ácida o alcalina. Cuando consume alimentos como huevos, carnes rojas, pescado y productos lácteos, está consumiendo alimentos formadores de ácido. Alternativamente, los alimentos alcalinizantes incluyen verduras, frutas y fibras.

Dieta ácida significa comer alimentos que tienen un pH ácido. Mientras que, la dieta alcalina es un plan de alimentación que hincapié en la ingesta de frutas y verduras frescas para mantener un nivel ideal de pH en el cuerpo. El pH de tu cuerpo cambia de acuerdo a los alimentos que consumes, ya sean ácidos o alcalinos.

Numerosos beneficios para la salud están asociados con el consumo de alimentos alcalinos, lo que ha llevado a la popularidad de las dietas alcalinas. Sin embargo, una dieta ácida altera el nivel de pH de la sangre. Debido a la alteración del nivel de pH, el cuerpo pierde minerales vitales en su intento de restablecer el equilibrio. Tal desequilibrio hace que el cuerpo sea susceptible a numerosas enfermedades peligrosas.

Los resultados de varios experimentos médicos muestran que la dieta alcalina previene infecciones del tracto urinario y cálculos renales. Sin embargo, no hay mucha evidencia que pruebe los beneficios de la dieta alcalina. Las dietas tanto ácidas como alcalinas tienen respectivamente sus ventajas y desventajas. Para tener una dieta balanceada, las necesitas a ambas en cantidades iguales.

Avena Tropical Rellena De Mango

Ingredientes:

- 1 taza de avena arrollada
- 2 cucharadita de azúcar de palma, desmenuzado
- 3 tazas de agua
- 2 mango maduro, dividido.

Direcciones:

1. Coloque los ingredientes en el horno holandés a fuego alto.
2. Remover. Hervir. Baje el calor.
3. Asegure la tapa. Cocine a fuego lento durante 35 a 40 minutos, revolviendo ocasionalmente.
4. Apague el fuego inmediatamente.
5. Gusto; Ajustar el sondeo del mar , si es necesario.
6. Sirva porciones iguales de gachas en tazones. Servir.

Cazuela De Hinojo Y Champiñones.

Ingredientes:

- 4 cucharadas. pasta de tomate secada al sol
- 2 bay le af
- Perejil fresco, picado, para decorar.
- 4 cucharadas. aceite de oliva
- 3 tazas de champiñones secos shiitake
- 1 3tazas de champiñones, a la mitad
- 4 cebollas, peladas, enteras
- 2 cabeza de hinojo, picado
- 4 tomates secados al sol, en rodajas

Direcciones:

1. Coloca los champiñones en un bol. Verter agua hirviendo. Dejar en remojo durante 35 a 40 minutos.
2. Escurrir los champiñones. Deseche los tallos.
3. Picar en trozos pequeños.
4. Mientras tanto, vierta el aceite de oliva en una cacerola.
5. Cebolla Saute y Ennel f para 8 b minuto hasta la oferta.
6. Añadir en el botón y las setas shiitake.
7. Cocinar durante 5 a 10 minutos.
8. Agregue los tomates secados al sol y pegue.
9. Ponga la hoja de laurel. Llevar la mezcla a ebullición.
10. Luego, vuelva a hervir a fuego lento durante 20 minutos.
11. Deseche la hoja de laurel y espolvoree con la pasta . Servir.

Refrescante Batido De Papaya De Banana

Ingredientes:

- 1 taza de jugo de naranja, o según sea necesario
- 4 oz de yogur con sabor a fruta
- 2 taza de uvas sin semillas
- 2 taza de melón, en cubos
- 2 taza de piña fresca, en cubos
- 2 taza de papaya, en cubos
- 4 plátanos, rotos en trozos

Instrucciones:

1. Ponga las papayas, las piñas, los plátanos, las uvas, los cubitos de hielo y el yogur en la licuadora.
2. Luego, agregue el jugo de naranja.
3. Haga un puré hasta que quede suave y agregue más jugo para alcanzar la consistencia deseada.
4. **¡Servir y disfrutar!**

The Summer Hearty Shake

Ingredienti:

- 2 cucchiaio di semi di canapa
- Un pizzico di cannella in polvere
- 2 tazza di more congelate
- 1 tazza di mirtilli congelati
- 2 tazza di latte di cocco

Indicazioni:

1. Unire tutti gli ingredienti nel mixer.
2. Frullare fino ad ottenere un composto omogeneo.
3. Aggiungere qualche cubetto di ghiaccio e servire il frullato.

Gran Trago Verde:

Ingredientes:

2 pepino.
10 floretes de brócoli.
2 pulgada de raíz de jengibre crudo.
2 tallo de la col rizada.
8 palos de acelga.
4 puñados de hojas de espinaca.
4 palitos de apio.

Instrucciones:
1. Mezcle todo en la licuadora. Disfrute de inmediato.

Las Zanahorias Y La Pimienta Están Incluidas En Las Empanadas De Avena.

Ingredienti per 8 porzioni:

2 cucchiaino di paprika in polvere
1 cucchiaino di sale
1 cucchiaino di fiocchi di peperoncino
1 cucchiaino di aglio in polvere
250 g di fiocchi d'avena
200 g di carote
1 Paprika
2 cipolla rossa
200 ml di acqua

Preparazione:

1. Prima sbucciare la carota e poi grattugiarla finemente.
2. Sbucciare la cipolla e tagliarla in piccoli pezzi insieme al pepe.

3. Mettere le verdure in una ciotola grande e aggiungere i fiocchi d'avena.

4. Poi aggiungere le spezie e mescolare bene il tutto.

5. Aggiungere l'acqua e mescolare il tutto.

6. Ora lasciare in infusione per almeno – 25 a 30 minuti.

7. Bagnarsi le mani e modellare il composto in 15 a 20 frittelle circa.

8. Scaldare un po' d'olio in una padella e friggere le polpette su entrambi i lati fino a quando non sono belle croccanti.

Súper Jugo Picante Adelgazante Y

- Un limón orgánico
- 1 jalapeño orgánico sin las semillas
- 4 tallos de apio orgánico
- 4 cucharadas de jengibre en polvo orgánico
- Agua pura
- 12 hojas de lechuga orgánica
- Un manojo de cilantro orgánico
- Un pepino orgánico
- Un diente de ajo orgánico
- 1 cebolla orgánica

1. Esta maravillosa bebida verde picante y saludable tiene sorprendentes poderes desintoxicantes y poderes estimulantes que además estimulan su metabolismo.

Batido verde extremadamente delgado de espinacas y fresas

Ingredientes:

1 pepino orgánico bien lavado
2 taza de agua de coco (sin azúcar) o agua pura al gusto
2 taza de fresas frescas orgánicas bien lavadas
Cubos de hielo al gusto
4 tazas de hojas de espinaca fresca orgánica bien lavada
2 naranja orgánica partida en ¼ con cáscara y sin semillas
1 guineo o plátano orgánico
2 cucharada de semillas de chía
2 trozo de jengibre orgánico

Método:

1. Vierta todos los ingredientes junto con los cubos de hielo en el vaso de la licuadora o en el contenedor de un Nutribullet y mezclar bien a alta

velocidad hasta obtener un batido de textura suave y uniforme. Sírvalo de inmediato y disfrútelo!

Sopa Revitalizante

Ingredientes

6 cucharadas de perejil picado
6 cucharadas de hojas de apio picadas
6 cucharadas de cilantro
2 cucharada de jugo de limón
2 cucharada de pasta de tomate
4 cucharadas de harina de garbanzo
2 pizca de sal
2 pizca de pimienta
4 cucharadas de aceite de oliva
4 cebollas, picadas en cubitos
4 dientes de ajo molidos
2 cucharadita de jengibre
2 cucharada de pimientos picados
2 cucharadita de semillas de alcaravea
10 tomates
1000 ml de agua
2 00 g de garbanzos, cocidos

1. Caliente el aceite de oliva en una cacerola y sofría las cebollas.
2. Añada el ajo, el jengibre, el pimentón y las semillas de alcaravea.
3. Salteado.

4. Hervir el agua y añadir a la mezcla salteada con los tomates.
5. Cierre la tapa y cocine a fuego lento durante 20 minutos.
6. Retire la piel suelta del tomate de la cacerola.
7. Purificar y sazonar la mezcla.
8. Añadir el resto de los ingredientes a la mezcla de puré, excepto la harina. Mezclar bien.
9. Vuelva a hervir y cocine a fuego lento durante 10 minutos.
10. Espesar con harina y cocinar a fuego lento durante 10 minutos.
11. Servir caliente y disfrutar.

Jugo De Pomelo Y Coco

Ingredientes

2 limón
2 cucharadita de jengibre
2 00 ml de agua
8 cubitos de hielo
4 toronjas

500 ml de agua de coco
500 ml de leche de almendras

1. Calentar el agua y agregar el jengibre.
2. Revuelva para disolver el jengibre.
3. Exprima el limón y la toronja y agregue los jugos a la mezcla de agua y jengibre.
4. Añadir agua de coco y leche de almendras.
5. Revuelva bien.
6. Disfrute de cubitos de hielo puro y puro.

Garbanzos Asados

Ingredientes:

1 cucharadita de orégano seco triturado
Sal al gusto
2 cucharada de aceite de oliva
8 tazas de garbanzos cocidos
½ cucharadita de comino molido
4 dientes de ajo picados
1 cucharadita de paprika ahumada

Preparación:

1. Precalienta el horno a 450 ºF. Engrasa una bandeja para hornear grande.
2. Coloca los garbanzos en la bandeja para hornear preparada en una sola capa.
3. Asa por unos 60 minutos, revolviendo los garbanzos cada 20 minutos.
4. Mientras tanto, en un tazón pequeño, mezcla el ajo, el tomillo y las especias.

5. Retira la bandeja para hornear del horno.
6. Vierte la mezcla de ajo y el aceite sobre los garbanzos y revuelve para cubrir bien.
7. Asa por unos 25 a 30 minutos más.
8. Ahora, apaga el horno pero deja la bandeja para hornear adentro por unos 20 minutos antes de servir.

desayuno avena quinua

Ingredientes:

2 cucharadita de semillas de cáñamo
2 cucharadita de canela
5 tazas de leche de coco
1 taza de quinoa
2 cucharadita de semillas de chía

Preparación:

1. Mezcla todos los ingredientes excepto las semillas de cáñamo y cocina a fuego lento durante 25 a 30 minutos hasta que el líquido se haya evaporado.
2. Adorna con semillas de cáñamo y sirve.

Sopa De Berro, Aguacate Y Pepino

INGREDIENTES

6 tazas de agua filtrada
Sal y pimienta para probar
2 taza de tomates cherry
12 aguacates orgánicos
8 cebolletas
2 pepino mediano
8 tazas de berros
4 limones recién exprimidos

PREPARACIÓN

1. Corte el pepino y los tomates.
2. Mezcle el pepino, el berro, el aguacate y el cebollín con la mitad del agua.
3. Una vez que la mezcla se haya convertido en un puré espeso, vierta el resto del agua.
4. Agregue el limón, la sal y la pimienta al gusto.
5. Continúe mezclando hasta que sea consistente.

6. Vierta en tazones, decore con tomates cherry, sirva y ¡disfrute!

Las Peras Y El Chocolate Son Una Adición Divina A La Avena Durante La Noche.

Ingredientes

4 cucharadas de nueces en grano.
4 cucharadas de **nibs** de cacao.
2 pera.
160 g de copos de avena finos.
4 cucharadas de cacao crudo.

Preparación:

1. En primer lugar, lava la pera y córtala en cuartos.
2. A continuación, retira las semillas y corta la pera en trozos pequeños.
3. Pon la mitad de la pera en un bol pequeño con los copos de avena, el cacao y la bebida de avena y mézclalo todo.
4. Divide la mezcla en dos vasos y ponla en la nevera durante toda la noche.

5. Reserva el resto de la pera.

6. A la mañana siguiente, sólo hay que picar las nueces.

7. A continuación, adorna el desayuno terminado con la pera, las nueces y los **nibs** de cacao y disfruta de este perfecto desayuno.

Salmón Al Horno

Ingredientes:

2 cucharadita de Pimienta Negra Molida Orgánica
2 cucharadita de Albahaca (unos 10 gramos)
2 cucharada de Perejil orgánico seco
Sal Marina al gusto (1 cucharadita aprox.)
2 oz de zumo de limón (2 cucharadas)
4 Tomates Orgánicos bien lavados y rebanados
50 oz (680) de filetes de Salmón (8 filetes de 6 oz o 2 70 g)
8 cucharadas de Aceite de Oliva Extra Virgen
2 cucharaditas de Ajo Orgánico Picado
Preparación:

1. Mezclar todos los condimentos, aceite de oliva, el jugo de limón y el ajo

picado en un tazón de vidrio mediano.

2. Una vez que los ha mezclado juntos poner el salmón en un recipiente refractario para hornear de vidrio y luego vierta el adobo sobre este.

3. Deje marinar durante al menos una hora en la nevera, dale vuelta ocasionalmente.

4. Precaliente el horno a 350 F (2 90 C)

5. Coloque los filetes en papel de aluminio, colocar las rodajas de tomate en la parte superior de la cubierta del salmón junto con el adobo y luego cerrar y sellar con el papel aluminio.

6. Luego poner los paquetes de aluminio sellados en un recipiente de vidrio listo para hornear.

7. Hornear por unos 80 a 90 minutos o hasta que el salmón este tierno y se deshaga fácilmente al enterrar un tenedor.

8. Servir con verduras de su elección y con arroz integral y estará listo para ¡disfrutar!

Patatas Fritas De Col Hechas En Casa

Ingredientes

2 pizca de pimienta negra
2 cucharadita de curry en polvo
Hojas de dos cabezas de col
4 cucharadas de aceite de oliva
2 pizca de sal

1. Precaliente el horno a 200 grados centígrados.
2. Remojar las hojas de col en aceite de oliva y untarlas en la bandeja de horno.
3. Espolvorear con especias.
4. Hornee durante 35 a 40 minutos a cada lado, luego dé la vuelta.
5. Deje enfriar las patatas fritas de repollo preparadas.
Disfruta.

Patatas Dulces Con Sabor Tailandés

Ingredientes

400 g de garbanzos, cocidos y escurridos
2 pimiento rojo picado
2 pizca de ajo en polvo
2 pizca de pimienta
4 cebollas, picadas en cubitos
2 cucharada de cilantro
Un puñado de nueces de cajuil
6 batatas
250 ml de leche de coco
140 g de mantequilla de almendras
2 cucharada de salsa de soja
2 cucharada de salsa de chile
2 cucharadita de aceite de oliva
2 cucharadita de pimentón en polvo
4 dientes de ajo molidos
4 gotas de estevia
2 pizca de sal
4 cucharadas de aceite de coco

1. Precaliente el horno a 250 grados centígrados.
2. Cortar las patatas por la mitad con un cuchillo.
3. Hornee en un horno de hornear envuelto en papel de aluminio durante 150 a 160 minutos.
4. Mezcle el ajo, el pimentón en polvo, el aceite de oliva, la salsa de ajo, la salsa de soja, la leche de coco y la mantequilla de almendras en una batidora.
5. Endulce con estevia.
6. Saltee el pimiento rojo, las cebollas y los garbanzos en aceite de coco durante cinco minutos.
7. Cubrir las mitades de patata asada con los ingredientes salteados y la pasta mezclada.
8. Adornar con cilantro y nueces de marañón.
9. Disfruta.

Té De Chile Caliente

Ingredientes:

500 ml de zumo de limón
8 cucharadas de hojas de menta
Unos cubitos de hielo
4 cucharadas de Rooibos
2 0 cucharadas de copos de chile rojo
4 litros de agua (alcalina)

Instrucciones:

1. Hervir el agua.
2. Añadir la raíz de Rooibos.
3. Después de 10 minutos, añada las hojuelas de chile y apague el fuego.
4. Dejar reposar durante 10 minutos.
5. Usar un colador para destilar el agua y colocarla en una taza.
6. Mezclar con el zumo de limón y remover.
7. Añadir los cubitos de hielo para enfriar el líquido.
8. Una vez frío, cubrirlo con las hojas de menta picadas y servir.

Batido De Limón Y Queso

Ingredientes

- 2 cucharada de nata para montar (sin azúcares añadidos)
- 2 cucharada de manteca de cacao
- 2 cucharadita de ralladura de limón
- 10 gotas de stevia líquida (opcional)
- 1/2   taza de leche de coco
- **2 taza de hielo**
- 2 cucharada de mascarpone sin lactosa
- 2 cucharada de proteína de vainilla en polvo
- 2 cucharadita de jugo de limón

Procedimiento:

1. Vierta todos los ingredientes en una licuadora y enciéndela!
2. Vierta la mezcla en un vaso y sazone con la ralladura de limón.

3. ¡Disfrute de su comida!

Broccoli Al Forno

- 1 tazza di panna
- 2 spicchio d'aglio, tritato
- 2 cucchiaio di burro
- Pepe
- Sale
- 4 cime di broccoli a pagamento
- ½ tazza di parmigiano grattugiato
- 1 tazza di formaggio svizzero in piccoli pezzi
- 1 tazza di mozzarella grattugiata

Procedura:

1. Preriscaldare il forno a 200°C.

2. Sciogliere il burro in una padella a fuoco medio-alto.

3. Aggiungere le cimette di broccoli nella padella e condire con sale e pepe.

4. Cuocere le cimette di broccoli per circa 10 minuti.

5. Aggiungere l'aglio e mescolare per 2 minuto.

6. Unite ora la panna, il parmigiano, il formaggio svizzero e la mozzarella. Mescolare bene.

7. Mettere la teglia nel forno preriscaldato e cuocere i broccoli per 2 0 minuti.
8. Buon appetito!

Dieta De Arroz Y Champiñones

Ingredientes

Media cucharadita de sal marina.
Una pizca de pimiento rojo africano.
Media cebolla amarilla picada.
Dos cucharadas. de aceite de oliva.
Una cucharadita. Tomillo.
Medio pimiento rojo picado.
Media Taza de Hongos picados,
Una taza de arroz salvaje.
Tres tazas de agua de manantial.
Dos cucharaditas de orégano.
Como Hacerlo

1. Cocine el Arroz Salvaje a medio cocer.
2. Transfiera el aceite de oliva a una olla y caliente.
3. Agregue las verduras y los champiñones y saltee durante unos 1-5 minutos.
4. Agregue el tomillo, el orégano, la sal marina y el pimiento rojo y revuelva.
5. Agregue la mezcla al arroz cocido y cocine por unos 25 a 30 minutos o hasta que esté listo.
6. Disfrutar.

Manjar Sebiano De Verduras Verdes

Cuatro tazas de cebollas rebanadas.
Dos cucharadas de aceite de oliva.
Dos cucharaditas de chile en polvo.
Seis manojos de mostaza y nabos.
Cuatro cucharadas de sal marina.

Dirección

1. Caliente su aceite de oliva con el uso de una cacerola.
2. Agregue la cebolla y saltee.
3. Agregue las verduras verdes y cocine a fuego lento durante 20 minutos.
4. Agregue chile en polvo y sal marina.
5. Revuelva y retire del fuego.
6. Disfrutar.

Delicioso Puff Elaborado Con Cereal Kamut

Una cucharada y media de sirope de agave.

Una cucharada y media de almendras en rodajas.

Media taza de leche de almendras caliente.

Una cucharada y media de Pasas.

Media taza de hojaldre Kamut.

Una cucharada y media de dátiles en rodajas.

1. Como Hacerlo
2. Añadir todos los ingredientes juntos en un bol pero con excepción de la leche de almendras y mezclar.
3. Agrega la leche de Almendras y disfruta.

Sopa De Verduras Con Champiñones

Ingredientes

Un diente grande.

Media cucharadita de especias mixtas de su elección.

Media taza de agua de manantial.

Dos rodajas de Cebolla.

Dos chayotes grandes, pelados y cortados en rodajas.

Un lazo de Espinacas enjuagadas y al vapor.

Dos cucharadas de aceite de oliva.

Media taza de pasta espiral Kamut.

Tres manojos de col rizada.

Una taza de hongos ostra picados.

Una taza de Quinoa.

Una campana roja y verde picada, Pimienta.

Preparación

1. Poner el aceite de oliva en una fuente de calor y calor.
2. Agregue lo siguiente al aceite; Champiñones, pimientos y cebollas al aceite y saltee ligeramente durante 20 a 30 minutos.
3. Colocar lo anterior en una olla sopera y llenar con agua de manantial.
4. Agregue la calabaza Chayote.
5. Agregue las especias.
6. Cocine durante unos 45 a 50 minutos.
7. Agregue la pasta Kamut y cocine por otros 20 minutos.
8. Agregue las espinacas y revuelva bien.
9. Disfrutar.

Quinoa Albahaca Vegetal

Cuarto de pimiento rojo y 2 pimiento verde.

Una Cucharada y Media de Aceite de Oliva.

Una pizca de comino molido.

Una rebanada de Kamut triturado.

Cuarto de Copa de Quinoa.

Cuarto de Cucharadita de Albahaca Dulce.

Cuarto de Cucharadita de Eneldo.

Cuarto de Cucharadita de Sal Marina.

Media libra de Champiñón Marrón.

1. Cómo preparar la dieta
2. Caliente inicialmente su horno a una temperatura de unos 450 grados.
3. Coloque los pimientos morrones en una fuente de calor y caliéntelos hasta lograr un pimiento suave. luego ahuecar
4. Poner agua en una cacerola y dejar que llegue a las tres terceras partes de la cacerola.
5. Agregue el grano de quinua.
6. Colocar en una fuente de calor y cocer a fuego lento hasta que absorba el agua.
7. Sofreír los champiñones y los pimientos rojos en aceite de oliva colocados en una fuente de calor.
8. Agregue comino a los pimientos con algunas especias y aceite de oliva.
9. Agregue lo siguiente y mezcle la quinua, los champiñones y el pimiento con los condimentos restantes.
10. Usando su horno calentado inicialmente, hornee durante unos 15 a 20 minutos.

11. Retirar del horno y consumir inmediatamente.